후유증을 남기지 않기 위한 올바른 재활과 최신 치료

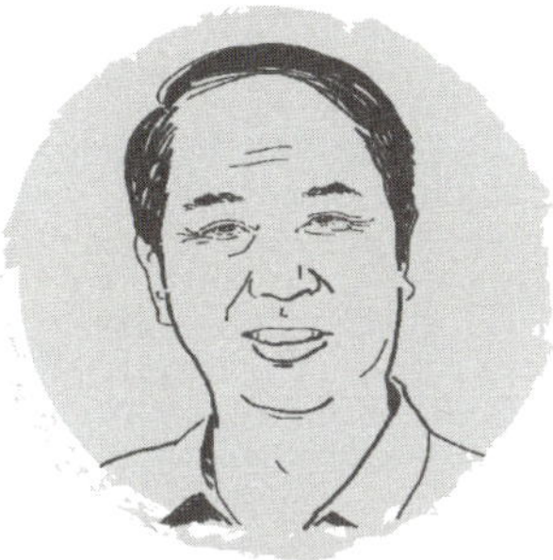
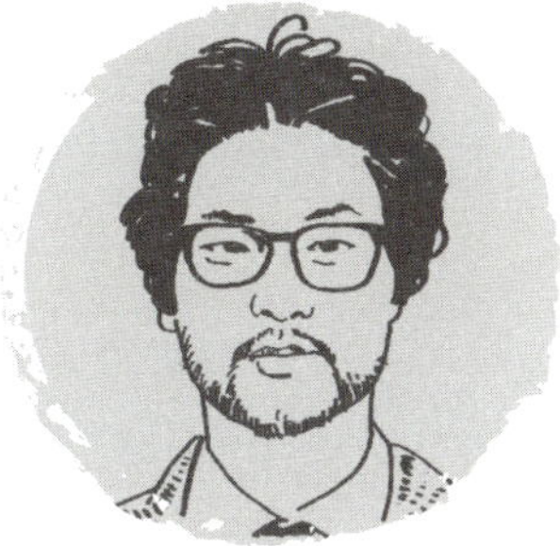
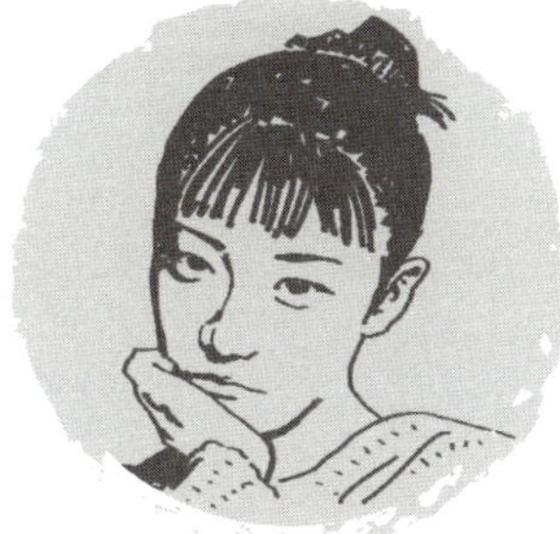

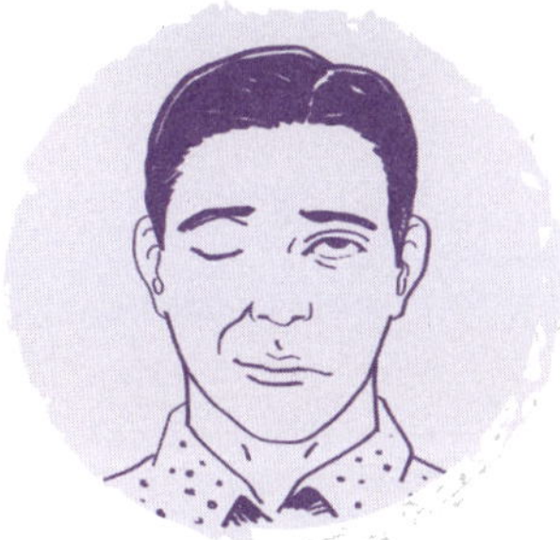
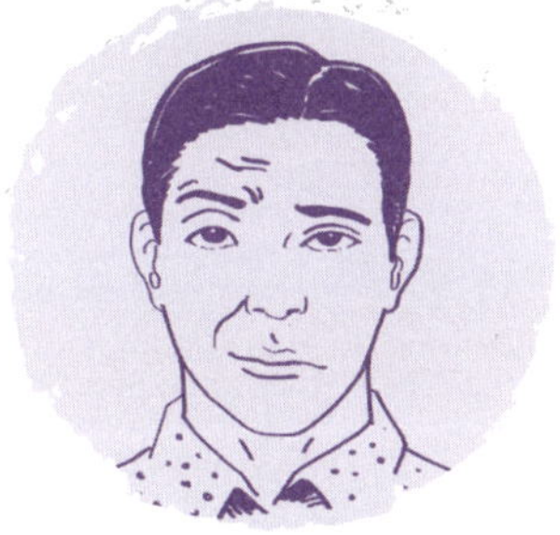
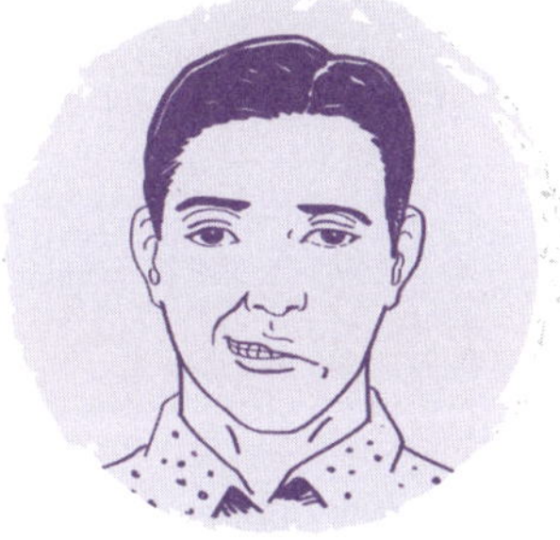

안면신경마비가 일어나면
바로 읽어야 하는 책

안면신경마비

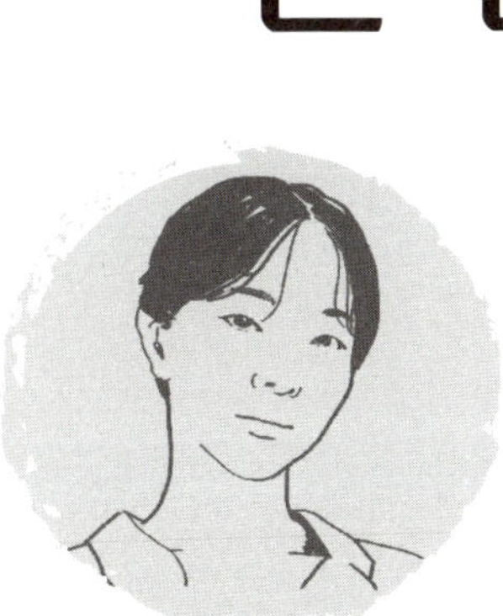

지은이
카야모리 료지

옮긴이
장학

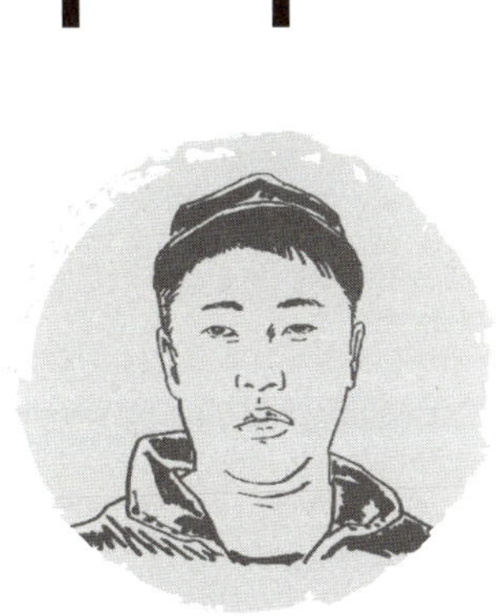

안면신경마비

첫째판 1쇄 인쇄 | 2023년 7월 11일
첫째판 1쇄 발행 | 2023년 7월 25일

지 은 이 栢森良二(카야모리 료지)
옮 긴 이 장 학
발 행 인 장주연
출 판 기 획 최준호
책 임 편 집 이다영
표지디자인 김재욱
편집디자인 강미란
발 행 처 군자출판사(주)
등록 제4-139호(1991. 6. 24)
본사(10881) **파주출판단지** 경기도 파주시 회동길 338(서패동 474-1)
전화(031) 943-1888 팩스(031) 955-9545
홈페이지 | www.koonja.co.kr

(KAITEI SHINPAN) GANMEN SHINKEI MAHI GA OKITARA SUGUNI YOMU HON

First original Japanese edition published by PHP Editors Group, Inc., Japan.
Korean translation rights arranged with PHP Institute, Inc.
through A.F.C Literary Agency

ISBN 979-11-7068-010-9

정가 15,000원

저자

栢森 良二 (카야모리 료지)

1974년 니이가타대학 의학부 졸업
같은 해 미국 요코스카 해군병원 인턴수료

75년 니이가타대학 의학부 정형외과 교실 연수의
76년 도쿄도 노인의료 센터 재활과 레지던트

79년 미국 텍사스대학 산 안토니오분교 재활과 임상 펠로우

80년 미국 아이오와대학 신경내과 임상 펠로우

81년 니이가타현립 무이카마치병원 재활과 과장

89년 테이쿄대학 의학부 재활과 강사

95년 동대학 조교수

2008년 동대학 교수

14년부터 테이쿄헤이세이대학 건강메디컬학부 교수
주요 저서에, 「말초 신경 마비의 평가: 전기 진단학과 재활」「놀람 반사의 임상 응용」「탈리도마이드 이야기」(이상, 의치약 출판) 등

옮긴이

장 학

서울대학교 의과대학 성형외과 주임교수, 서울대병원 국제진료센터장, 대한성형외과학회 이사장, 대한안면신경학회 회장을 맡고 있다. 재일교포 3세로 일본 교토(京都)에서 태어나 한국인으로서의 정체성에 혼란을 느끼던 중, 초등학교 3학년 때 홀로 서울 친척 집으로 유학길에 올라 서울의대를 국비장학생으로 졸업했다. 일본으로 돌아와 일본 의사자격증을 득한 후 게이오(慶應)대학병원에서 인턴과 전공의 수련을 마치고 일본 성형외과 전문의와 의학박사 학위를 취득하였다. 이후 미국 뉴욕대학성형외과에서 2년간 미세수술분야 연구원을 거쳐 일본 교린(杏林)대학에서 전임의를 역임한 후 한국으로 돌아왔다. 서울아산병원 울산대학교 성형외과 조교수를 거쳐 2005년부터 연건동 서울대학병원에 교수로 재직하고 있다. 인체혈관해부에 능통하며 미세수술을 이용한 조직이식술로 유방암, 두경부암 등 각종 암 제거 후 재건 수술과 안면신경마비 및 림프부종 재건수술이 전문 분야이다. 아마추어 클라리네티스트로 서울대 출신 의사들로 구성된 메디칼필하모닉오케스트라(MPO)의 재창단을 주도하였으며, 2022년에 창단된 코리안 닥터

스 오케스트라(KDO)의 창립 멤버이기도 하다. 서울의대학생들로 구성된 서울의대교향악단 지도교수를 7년째 맡고 있다. 2015년 일본안면신경학회의 참석을 계기로 안면신경마비를 다학제적 접근으로 치료하는 이비인후과, 성형외과, 재활의학과 전문가로 구성된 전문학술단체의 필요성을 실감하고 심고 끝에 대한안면신경학회를 2019년에 창립하였고 현재 2대 회장을 맡고 있다. 20년의 일본 거주 기간 중 10년을 의료 현장에 몸담았던 임상의로서 우리나라에선 아직 일반인을 대상으로 하는 안면신경마비의 올바른 치료에 대한 서적이 흔치 않은 상황에서 매우 유용하게 쓰일 수 있을 이 책을 공유하고 싶다는 생각에 번역하게 되었다.

서문

안면의 갑작스러운 마비로 시작되는 「안면신경마비」는 환자를 당황하게 만들며, 불안하게 하는 매우 곤란한 병입니다. 또한 환자의 수가 많지 않습니다. 아마 이 책을 받은 분은 자신이 안면신경마비가 된 것이 처음이라면 가족이나 친구 혹은 지인에게도 같은 병을 경험한 사람이 한 명도 없다는 것이 대부분일 겁니다. 그만큼 고통을 이해하기 어렵고 외로운 싸움을 강요당하는 것도 이 질환의 큰 특징이라고 할 수 있습니다. 안면신경마비를 일으키는 질환으로써 대표적인 「벨 마비」, 「헌트 증후군」은 최근의 연구에 의해 원인이 규명되어 병의 기전도 밝혀져 왔습니다. 새로운 치료법도 등장했습니다. 그러나 안면신경마비는 질병이 발생하는 메커니즘이 매우 복잡합니다. 이 메커니즘을 이해하지 못한 채 잘못된 재활을 하면 언제까지나 지속되는 후유증을 남길 우려가 있으나 실제 임상 현장에서도 효과가 의심스러운 재활이 이루어지고 있는 예가 적지 않습니다.

아마 이 책은 일본에서 안면신경마비 환자를 위해 처음 쓰여진 책일 것입니다. 먼저 질병이 발생하는 메커니즘을 올바르게 이해하고 질병의 원인과 메커니즘을 고려한 치료와 재활에 임해 주실 것을 목표로 합니다.

그 때문에, 본서는 증상→원인→치료로 마치 의대생을 위한 교과서와 같은 설명의 흐름으로 쓰여 있습니다. 가능한 한 평이하게 기술하도록 노력했습니다만, 조금 어렵게 느껴지는 부분도 있을 것입니다. 그러나 제대로 치료에 임하는 데 필요한 단계이므로 참을성 있게 읽어봐 주시면 좋겠습니다. 이 책이 안면신경마비를 극복하는 데 도움이 된다면 그것보다 더 기쁜 일은 없을 겁니다.

2011년 12월

테이쿄대학 의학부 재활과 교수 栢森良二

제2판에 붙이는 서문

본 도서의 초판이 발행되고 나서 벌써 4년여의 시간이 지나고 그동안 이 책을 읽고 안면신경마비에 대한 재활이나 약물치료를 알게 된 많은 환자분들이 제 외래를 찾아왔습니다. 그런 환자들을 통하여 안면신경마비에 대한 정확한 지식이 꾸준히 알려지고 있음을 확신할 수 있었습니다. 이번에, 출판사 주식회사 A·M·S로부터, 개정판 발행의 제안을 받은 것을 계기로, 재차 본서를 통독해 보았습니다만, 내용을 특별히 변경할 필요가 없음을 확인했고, 약간 난해한 어구나 설명이 부족한 부분에 약간의 말을 보충하여 몇 개의 숫자를 변경한 것 외에는 거의 구판 그대로의 발행을 A·M·S에 부탁했습니다. 계속해서, 본서가 안면신경마비로 곤란한 분들에게 도움이 되기를 진심으로 염원해 마지 않습니다.

2016년 4월

테이쿄 대학 의학부 재활과 객원 교수 栢森良二

개정 신판 서문

안면신경마비의 재활에 관한 지식이 의사를 포함한 의료 관계자나 일반에게도 아직 충분히 이해되지 않은 것 같습니다. 「안면신경마비가 일어나면 바로 읽어야 하는 책[제2판]」을 많은 사람들이 읽어 주셨으면 하고 바랐지만, 이것을 출판해 준 주식회사 A·M·S가 없어져 출판을 계속하기 어려웠습니다. 그런 때에 PHP 에디터즈 그룹으로부터 말씀해 주셔서, 제2판 출판 이후 4년 경과하기도 했기에, 개정 신판으로서 새롭게 출판하기로 했습니다. 제1, 2판을 출판한 때에 신세를 졌던 A·M·S, 이번 PHP 에디터즈 그룹의 코무로 아야리 씨의 편집에 깊이 감사하고 있습니다. 본서가 독자의 안면신경마비 재활의 이해에 조금이라도 도움이 된다면 저자로서 큰 기쁨입니다.

2020년 8월

테이쿄 헤이세이 대학 건강 메디컬 학부 교수 栢森良二

역자 서문

안면신경마비 중 가장 흔한 타입인 벨 마비는 전체 안면마비의 70% 가량이며 인구 10만 명당 연간 20~30명이 발생하는 질환이다. 안면신경마비는 흔히 중장년, 노년층에게만 발생한다고 여기기 쉬우나 20~30대 젊은 층에도 발생할 수 있으며 국내에서도 전체 발생의 약 20%가 젊은 환자이다. 환자 발생은 매년 증가추세에 있다. 대부분 특별한 원인 없이 갑자기 발생하며 대부분은 초기에 적절한 치료가 이루어지면 마비의 후유증 없이 치유되지만, 치료 시기를 놓치거나 초기에 적절한 치료를 받지 못하면 마비가 남고 얼굴이 굳어지거나 얼굴 여기저기가 동시에 움직이는 공동운동 같은 합병증이 발생하게 되어 대인기피증이나 우울증이 생기기도 하여 평생 고통을 받게 된다.

역자는 일본에서 성형외과 수련을 받았는데, 수련 동안에는 혈관해부에 열중하기도 해서 안면마비에 대한 인식은 별로 높지 않았지만 신경재건이 향후 중요한 이슈가 될 것이라는 확신은 있었다. 왜냐하면 동정맥의 혈류를 중심으로 하는 조직이식기술은 이미 확립되어 있었으나 감각신경이나 운동신경의 재건에 대해서는 아직 미지의 부분이 많이 있었던 것이다. 즉 외상이나 암 수술 후 변형되거나 결손이 생긴 신체는 자신의 다른 부분을 떼어내어 이식하여 재건하게 되는데 이 수술은 최소한 동맥과 정맥만 잘 연결하면 조직이식이 성공하게 된다. 문제는 이러한 수술에서 감각이나 운동기능까지 복원하려면 신경재건까지 해야 하는데 재건의가 아직 거기까지 많은 신경을 쓰지 못하고 있었던 것이 현실이었다. 한국에 돌아와 교수생활을 하면서 다시 한번 일본에 장기연수를 가게 되었는데 이때 좀 더 하고 싶었던 인체의 미세혈관해부에 직접 관여하면서 연구할 수 있었는데 진정으로 안면신경에 몰두하게 된 결정적 계기는 2015년 6월 동경대학에서 개최된 제38회 일본안면신경학회의 참석이었다. 이때 역자는 얼굴에서 안면신경의 위치를 사체해부와 초음파를 통해 비교 연구한 내용을 발표하였는데, 당시 한국에는 아직 이러한 학회가 없었고 이비인후과학회산하 혹은 성형외과학회산하에 소규모연구회가 있었을 정도였고, 그래도 전국의 전문가가 모인 <인제 안면신경 심포지엄>이 2015년부터 매년 진행되고 있었다. 일본의 학회는 이미 38회라는 오랜 역사를 가지고 있었고 안면신경마비의 치료에 관여하는 이비인후과 성형외과 재활의학과 등의 여러 전문가들이 모인 탄탄한 학술 모임이었다. 이 학회에서 특히 역자를 사로잡은 것은 재활치료였다. 마비 발병 초기에 적절한 약물치료(스테로이드나 항바이러스제)를 받은 뒤 이 마비가 잘 나을 것인지 후유증을 남길 것 인지 예측을 하고 예후가 불량할 것으로 예상되는 환자에게는 조기부터 올바른 재활치료로 합병증을 최소화할 수 있다는 것이다. 재활치료가 이렇게 중요한 역할이 있다는 것을 처음 알게 된 것이다. 마비 후 1년이 지나 만성기가 되면서 남게 된 얼굴의 마비나 변형을 성형외과적 수술로 개선시키는 것도 알고 있던 것보다 훨씬 다양했고 조금이라도 더 자연스러운 안모와 미소를 회복하도록 노력하는 모습이 매우 인상적이었고 이건 꼭 우리나라에서도 해야겠다고 마음 먹었었다.

그러던 중 세계적으로 가장 큰 안면마비관련 학술대회로 4년에 한 번씩 열리는 국제안면신경 심포지엄(IFNS, International Facial Nerve Symposium)이 미국 LA에서 개최되었을 때 참석하게 되었는데 이곳에서 다음번 학회를 한국이 유치하기로 결정되면서 우리나라의 안면신경마비치료의 저변 확대를 위한 발판이 마련이 되었다. 코로나19 팬데믹으로 인해 학회 개최가 지연되고 급기야 대면학회가 아닌 온라인 학회가 되긴 했으나 IFNS라는 큰 학회를 동양에서는 일본에 이어 두 번째로 한국이 성공적으로 개최하였고 이를 준비하는 과정에서 2019년에 대한안면신경학회가 창립되었다.

우리나라의 학회 역사이야기가 길어졌는데 한국의 의료수준은 대부분 세계적 수준임에도 안면마비의 치료에 관해서는 뒤처지고 있었다는 상황을 독자들이 이해하기 바란다. 안면마비 발생 시 해외 선진국은 조기에 스테로이드 치료를 진행해 90% 정도의 완치율을 보이나, 한국은 70~80% 정도에 머물며 이는 마비 초기에 올바른 치료를 받지 못한 것으로 추정된다. 이 책에 소개된 안면마비는 주로 바이러스 감염에 의해 발생하는 벨 마비와 람세이헌트 증후군을 대상으로 하고 있는데, 이외에 뇌종양 혹은 두경부종양 수술 후, 외상 후 마비, 뇌졸중에 의한 마비, 선천성 마비 등도 발생하는데 이들의 빈도는 높지 않으나

마비가 발생하면 증상은 유사점이 많아 전문가의 치료가 필요하다.

이 책의 내용은 제목에도 있듯이 안면마비가 걸리면 바로 읽어보라는 내용이고 원본은 63페이지밖에 안 되어서 궁금증을 바로 찾아서 금방 알아낼 수가 있고 요소요소에 안면근육의 해부, 신경손상의 기전, 마비의 평가방법, 안면경련 같은 전문의학지식의 해설도 곁들여져 있다. 저자인 재활의학과 카야모리 료지교수는 역자가 2015년 처음으로 일본안면신경학회에 참석했을 때 강의를 듣고 감명받았었는데 이후의 학회에서도 여러 차례 만나고 이야기를 나눠보면서 안면마비에 대한 재활치료에 독보적인 전문가이며 아주 열정적이신 분임을 알게 되었다. 안면마비의 진단과 치료에 대해 일반대중을 위해 비교적 알기 쉬우면서도 전문적인 내용도 담고 있는 이 책이 2020년에 제3판이 출간되었기에 바로 읽어보고 정말 쉽게 읽을 수 있었고 안면마비 환자에게 큰 도움이 될 것으로 확신한다.

끝으로 환자분들께 당부한다. 안면마비가 생기면 우왕좌왕하지 말고 바로 이비인후과 혹은 신경과를 방문하여 벨마비인지 혹은 다른 원인에 의한 마비인지 감별진단과정을 밟아라. 안면마비 환자들이 올바른 초기 치료를 받고 후유증을 최소화하며, 혹 후유증이 걱정되거나 발생하면 적절한 재활치료 혹은 재건수술을 통해 본래의 자연스러운 미소를 되찾을 수 있기를 간절히 바란다.

2023년 7월

장 학

차례

3 치료와 재활

4 보툴리눔 독소를 이용한 치료

안면신경마비가 일어나면
바로 ―― 읽어야 하는 책

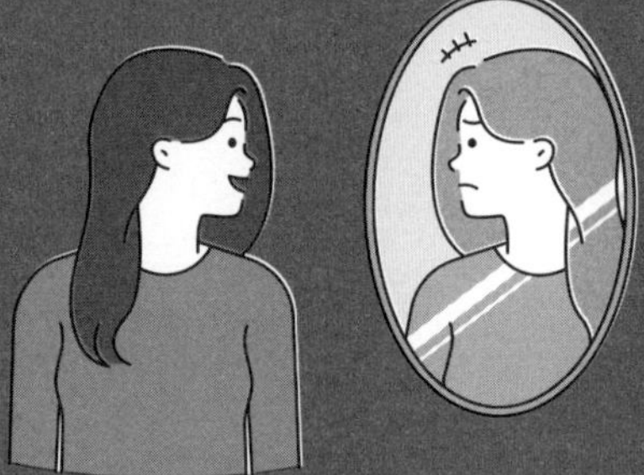

1
안면신경마비란

어느 날, 갑자기, 안면이 마비된다.

어느 날 아침, 일어나보니 얼굴이 이상하다. 세안 중 눈에 비누가 들어가도 눈을 감을 수 없다. 물을 마시면 입에서 흐른다. 휘파람을 불어도 잘 불어지지 않는다. 거울로 얼굴을 보면 입가가 비틀어져 있다. 도대체 무슨 일이 일어난 걸까? 설마 뇌졸중?

안면신경마비는 대개 이런 식으로 갑자기 일어나 환자를 당황하게 합니다. 한 쪽 눈이나 입을 생각처럼 움직일 수 없게 되기 때문에 뇌졸중이라고 착각할 수도 있지만, 뇌졸중과 달리 강한 두통 등은 없고 마비는 안면에 국한되며 손발은 평범하게 움직일 수 있습니다. 생명의 위험을 나타내는 징후는 나타나지 않습니다. 눈, 입의 개폐나, 얼굴의 표정에 관계되는 증상 외에 맛을 못 느끼고(미각 장애), 귀 속이 막힌 느낌이 들고, 소리가 울리며(청각과민) 눈물이 잘 나지 않고, 침이 적어지는 등의 증상이 있으며 이통, 후이개통(역자 주: 귀뒷쪽의 통증), 어깨 결림 등의 증상이 동반되는 경우도 있습니다.

안면신경마비는 저절로 회복되는 경우도 있지만, 진단과 치료가 늦었을 경우나 중증인 경우에는 얼굴의 표정이 굳어져 버리거나, 얼굴의 근육이 생각하는 대로 움직이지 않게 되는 후유증이 남게 됩니다. 예방을 능가하는 치료법은 없고, 가능한 한 후유증을 예방하고 경감하는 재활이 필요합니다.

처음으로 증상이 나타나 병원을 찾아갈 때 어떤 진료과를 가야 할지 망설여지는 경우도 생기지만, 처음에는 이비인후과 진찰을 추천합니다. 특히 안면신경마비의 급성기의 약물치료에 능숙한 이비인후과 의사가 있으면 신속한 치료를 받을 가능성이 높아집니다. 이 시기의 안면신경마비에 대해서는, 바이러스의 증식을 예방하기 위한 항바이러스제와 염증에 의한 부종을 최소한으로 억제하기 위한 부신 피질 호르몬제(역자 주: 스테로이드제)의 복용이 필요합니다.

여기서 중요한 것을 한 번 더 강조하고 싶습니다. 우선, 안면신경마비가 발생하면 가능한 한 당일에 이비인후과 등의 전문의에게 진찰을 받도록 합시다. 그리고 적절한 약물요법의 안내를 받으십시오. 이 단계에서 바이러스의 증식을 제어하고 염증에 의한 부종을 억제함으로써 안면신경마비의 중증화, 만성화를 상당한 부분까지 막을 수 있기 때문입니다.

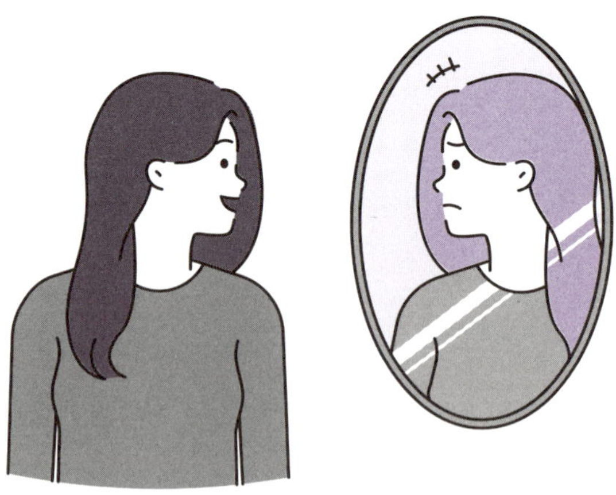

인간관계에 있어서 문제발생의 원인이 되기도 한다.

안면신경마비가 일어나면 얼굴 표정을 조절할 수 없기 때문에 타인과의 커뮤니케이션에서 불필요한 오해를 일으킬 수 있습니다. 이 때문에 대인관계에 소극적이 되어 칩거하는 경향이 되어 버리는 환자도 적지 않습니다. 또한, 안면신경마비는 후유증을 남길지 말지의 예후 진단이 어렵기 때문에 치료와 재활의 시기가 늦어지는 경향이 있고, 잘못된 재활로 인해 증상을 오래가게 하여 오히려 악화시키는 일마저 있습니다.

안면신경마비를 극복하기 위해서는 올바른 지식을 바탕으로 한 치료와 재활이 중요합니다. 최근에는 보툴리눔독소(보톡스®)에 의한 치료법이 대두되고 있습니다. 이 책은 안면신경마비 환자분들이 올바른 치료와 재활을 받고 하루 빨리 활기찬 얼굴과 표정을 되찾을 수 있도록 올바른 지식을 갖는 것을 목표로 하고 있습니다.

안면신경마비가 일어나면
바로 —— 읽어야 하는 책

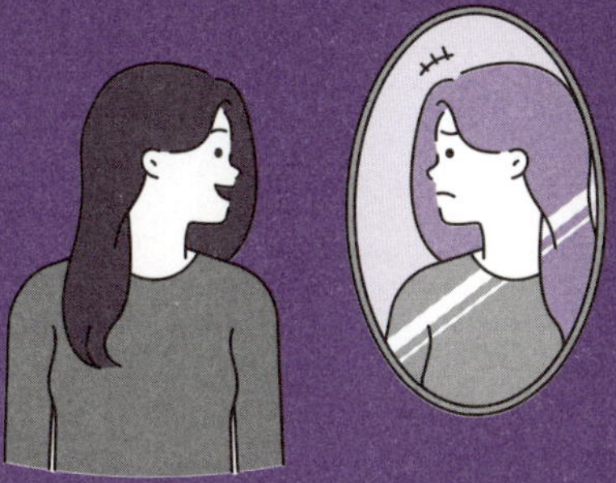

2

발병의 기전과 원인

1

무슨 일이 일어나고 있는가? - 병태와 증상

마비가 일어나고 있는 곳은 안면의 근육이 아닌 신경

어느 날 갑자기 얼굴의 표정을 조정할 수 없게 되는 것이 안면신경마비의 특징입니다. 그렇다면 얼굴에서 도대체 무슨 일이 일어나고 있는 것일까요? 인간의 얼굴에 표정을 만드는 기전은 사실 매우 복잡합니다. 안면에는 이마, 눈썹, 눈 주위, 코, 뺨, 입술, 입 주위 등 각 부분을 여러 방향으로 움직이는 근육, 「표정근」이 23개 정도 있어 이러한 근육의 움직임이 다양하게 조합되어 놀람, 행복, 분노, 슬픔 등의 감정이 다채로운 표정을 통해 만들어집니다(34 페이지 "좀 더 상세하게: 안면의 근육과 표정" 참조).

그리고 표정근의 움직임을 담당하는 것은 "안면신경"입니다. 이 안면신경이 염증 등에 의해 압박되고 손상되면, 표정근을 움직이게 하는 뇌로부터의 명령이 잘 전달되지 않게 되어 안면을 마음대로 움직일 수 없게 됩니다(그림 1).

그림 1. 안면신경마비(왼쪽신경마비)의 급성기 증상

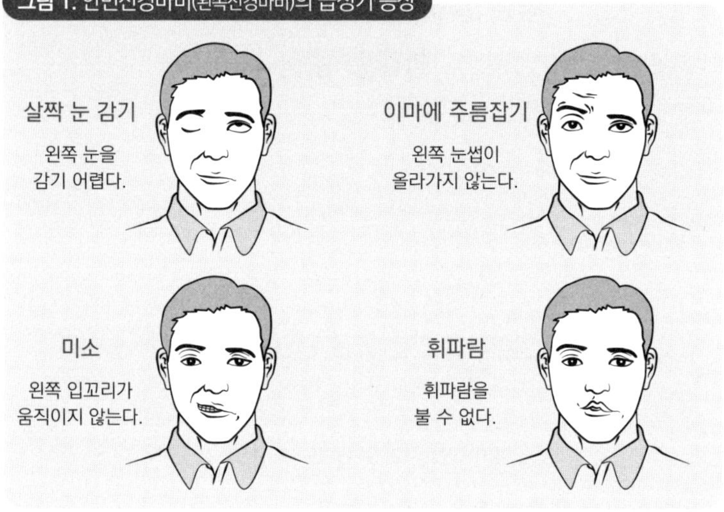

안면신경마비의 약 반수를 차지하고 있는 "벨 마비(역자 주: Bell's palsy, Bell은 이 병을 처음 기술한 스코틀랜드 의사 Sir Charles Bell의 성)"라고 부르는 타입은 지금까지 원인 불명이었지만, 최근 들어 대부분의 경우 체내에 잠재되어 있는 헤르페스 바이러스가 원인임을 알게 되었습니다. 즉, 바이러스가 원인이 되어 안면신경이 압박되고 손상되어, 뇌로부터의 명령이 표정근에 정상적으로 전해지지 않아 복잡한 표정을 조정할 수 없게 됩니다. 우선은, 안면신경마비가 일어나는 대략적인 기전을 이 정도로 이해해 주세요. 바이러스라는 말이 나와 조금 의외라고 생각하

실지도 모릅니다. 안면신경마비는 인플루엔자나, 홍역이나, 수두와 같은 바이러스에 의한 감염증일까요? 감염증이라고 하면 가족이나 다른 사람에게 전염될 가능성이 있을까요? 말하자면 바이러스의 활동이 원인이 되어 발병한다고 하는 의미에서는 감염증이라고 말할 수 있으나, 인플루엔자 등과 같은 유행성은 없습니다. 안면신경마비의 원인에 대해서는 나중에 다시 이야기하겠습니다.

신경이라고 하는 「전선」이 망가진다.

안면신경마비의 발병의 기전으로 돌아갑시다. 안면신경이 손상되어 표정근이 움직일 수 없게 되는 것이 안면신경마비라고 설명드렸습니다. 그렇다면 안면신경 손상은 어떻게 발생하는 걸까요?

우선, 안면신경이란 단지 하나의 신경을 가리키는 것이 아닙니다. 얼굴에는 23개 정도의 표정근이 있어, 각각 별개의 신경섬유에 의해 지배되고, 그 수는 약 4,000개에 달합니다. 안면신경이란, 개개의 표정근을 지배하는 신경 외에, 미각을 담당하는 특수감각섬유, 자율신경 등이 다수 모여 1개의 묶음이 된 것입니다(그림 2). 그 묶음 가운데 있는 신경이 어느 정도의 손상을 받는지에 따라 이상이 나타나는 위치나 중증도는 다양하게 나타납니다.

그림 2. 안면신경의 슬신경절부의 현미경 이미지

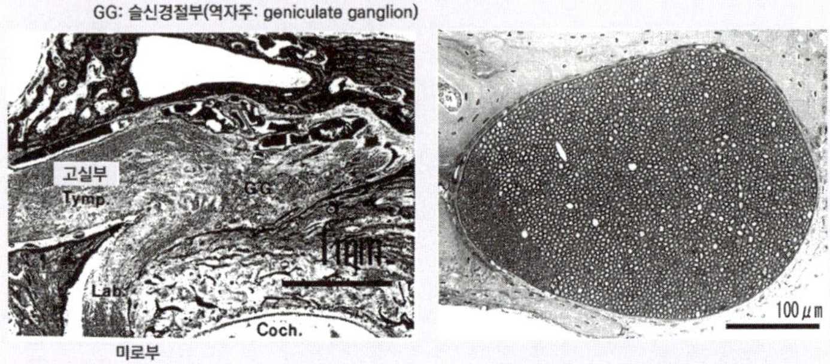

안면신경은 측두골 내를 주행하고 있습니다. 왼쪽은 시상단이며, 안면신경의 가장 바깥쪽에 영양 혈관이 주행하고 있어서 부종에 의한 압박으로 인해 가장 먼저 혈류가 멈추게 됩니다. 오른쪽은 횡단면입니다. 신경섬유는 3,500~4,000개가 있어 빈틈없이 밀접하고 있습니다. 왼쪽 가장자리의 검은 곳은 다른 신경보다 가는 부교감 신경이 밀집되어 있습니다. 상하지의 신경과 달리 신경다발구조(역자 주: nerve fascicle)가 없습니다.

출처) 왼쪽: Ogawa A, Sando I Spatial occupancy of vessels and facial nerve in the facial canal *Ann Otol Rhinol Laryngol* 91:14-19, 1982. 오른쪽: 고노 나오, 외「HSV-1 첫 감염증 안면신경마비 모델에서의 신경부종 정량적 평가」*Facial N Res Jpn* 23:68-70, 2003.

다음으로, 안면신경의 묶음을 구성하는 하나하나의 신경 섬유는 전선에 비유됩니다. 중심의 구리선에 해당하는「축삭(역자주: axon 축삭돌기)」에는 뇌로부터의 지령을 전하는 전기 신호가 지나가고, 축삭의 주위를 전선의 절연커버에 해당되는 수초(역자주: myelin sheath)가 둘러싸고, 수초의 바깥쪽을 신경내막(역자주: endoneurium)이 감싸고 있습니다(31 페이지 그림 3). 신경에 염증이 생기면 표정근육을 지배하는 축삭은 영양부족에 빠져서 신경섬유의 전선 같은 구조는 수일 내로 파괴됩니다. 이것을 변성(역자주: degeneration)이라고 합니다(31 페이지 그림 4).

그림 3. 신경 섬유의 구조

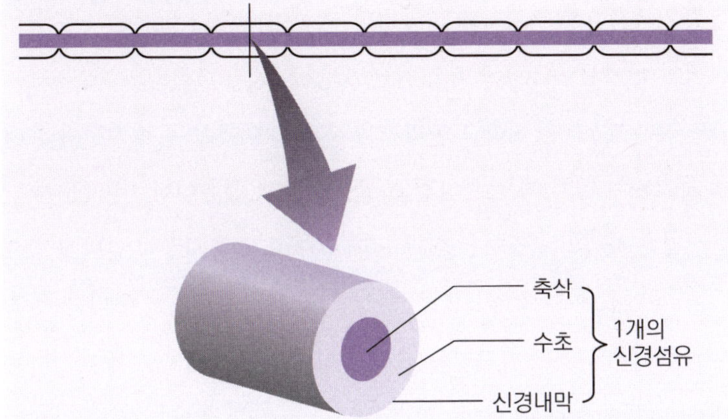

그림 4. 신경변성의 종류와 과오재생

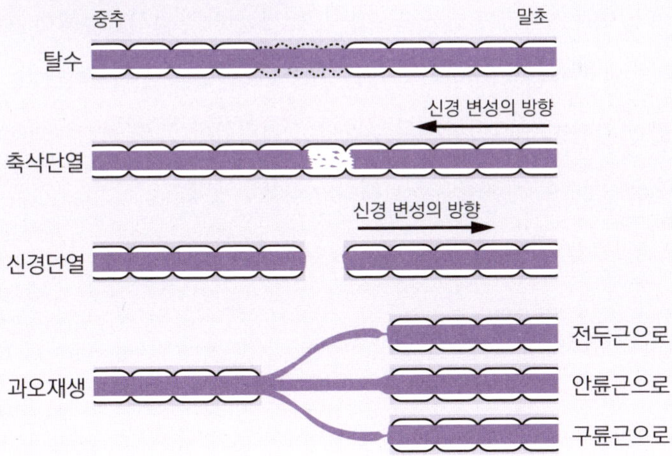

바이러스의 활동 등에 의해 신경에 염증이 일어나, 부종이 생기면 신경은 외측으로 팽창하려고 합니다. 염증이 일어나기 쉬운 곳은 안면 신경이 뇌에서 표정근으로 향하는 도중에 「슬신경절(역자주: geniculate ganglion, 무릎 신경절)」이라고 불리는 부분으로, 이곳은 주위가 단단한 뼈에 둘러싸여 있기 때문에 신경은 팽창할 수가 없습니다. 이 때문에 안면신경은 자신의 팽창하는 힘에 의해 반대로 신경 자신이 압박을 받게 되어 이 압력에 의해 개개의 신경 섬유에 손상이 생기게 됩니다. 신경 손상 방식은 신경에 가해지는 압력 등의 조건에 따라 다르게 나타나는데 ① 수초가 탈락한다(탈수, 역자주: neurapraxia), ② 축삭이 끊어진다(축삭단열, 역자주: axonotmesis), ③ 신경내막을 포함한 신경섬유 전체가 끊어진다(신경단열, 역자주: neurotmesis)라는 세 가지 유형의 변성이 생깁니다(그림 4). 손상이 심한 경우 뇌에서 얼굴 표정근으로의 신호 전달이 끊어지고 안면신경마비의 다양한 증상이 발생합니다. 슬신경절에서 표정근까지의 거리는 9 cm이며 신경손상이 일어난 후 변성이 진행되고 표정근이 완전히 마비되기까지는 수일이 걸립니다. 또한 축삭단열이나 신경단열로부터의 회복은 3~4개월이 소요됩니다.

신경의 혼선으로 증상이 더 복잡해진다.

염증이 사라지면 손상된 신경섬유는 자기자신을 다시 재생하려고 합니다. 신경손상은 종종 저절로 회복되며 안면신경마비의 증상도 남지 않습니다. 그런데 그렇지 않은 경우가 있습니다. 이 경우에는 조금 더 곤란한 문제가 생깁니다. 안면신경마비의 치료와 재활에 있어서 중요한 사항이므로 끝까지 읽어 주시기 바랍니다.

곤란한 문제라고 하는 것은 손상된 신경섬유의 회복이 잘 되지 않고 회복의 결과가 원상(원래 상태)과 다르게 되는 것입니다. 종종 일어나는 것은 끊어진 신경 섬유의 끝자락이 다른 표정근을 지배하는 신경으로 잘못 연결이 되는 과오재생(역자주: 過誤再生)이라는 현상입니다(31 페이지 그림 4). 말하자면 신경의 "혼선"입니다. 그러면 어떻게 될까요? 눈을 감으려고 하면 눈도 뺨도 입도 동시에 움직이게 됩니다(병적공동운동, 역자주: synkinesis)(35 페이지 "좀 더 상세하게: 신경 손상 및 과오재생" 참조). 과오재생은 신체의 다른 부분, 예를 들어 손발을 움직이는 신경 등에 거의 발생하지 않습니다. 안면신경의 특유한 현상입니다.

과오재생에 의해, 안면신경마비에서는 복잡한 후유증이 남습니다. 따라서 안면신경마비의 회복기에는 증상을 정확하게 파악하고 안면신경에 어떤 일이 일어나고 있는지를 파악하는 것이 매우 중요합니다. 정확한 진단을 하지 않고 부적절한 재활을 시작하면 좋은 결과를 얻을 수 없을 뿐 아니라 증상을 고정시키거나 악화시킬 수도 있기 때문입니다.

좀 더 상세하게

• 안면의 근육과 표정

얼굴의 움직임이나 표정을 만드는 안면근육은 23개의 「표정근」과, 4개의 「저작근(역자주: 씹는 근육)」이 있습니다(권말 부록 참조). 표정근은 안면피하에 있고 두개골에서 시작하여 피부에 부착하여 끝나는 근육으로 눈, 코, 입, 귀 등의 개폐를 위해 발달한 것으로 생각됩니다. 인류에서는 언어의 발음을 돕고 감정을 얼굴에 반영하여 표정을 만들어내는 일을 담당하고 있습니다. 표정근은 상안검거근(역자주: levator palpebrae superioris)을 제외하고 모두 안면신경의 지배를 받습니다. 저작근은 두개골에서 시작해 하악골에 부착하여 끝나는 근육으로 주로 하악골을 끌어 올리고 입을 닫고 씹는 작용을 합니다. 주로 삼차신경 제3 가지의 지배를 받습니다. 인간의 얼굴이 보여주는 다양한 표정은 6가지 기본적인 감정('놀람', '공포', '혐오', '분노', '행복', '슬픔')에 집약되어, 각각의 기본적 표정은 단일 표정근보다는 복수의 표정근의 움직임이 조합되어 만들어지고 있습니다. 다른 골격근 등에는 없는 표정근에 독특한 움직임으로서 「놀람 반사」라는 표정을 만드는 움직임이 있습니다. 놀람 반사는 몸에 위험이 다가왔을 때 즉시 눈꺼풀을 닫고 안구를 보호하는 반응으로, ① 갑자기 눈앞에 뭔가 나타났을 때 ② 갑자기 큰 소리가 났을 때 ③ 작은 곤충 등이 각막에 닿았을 때, ④ 넘어졌을 때에 생기며 또한 놀람 반사에 이어 놀라움, 공포 등의 감정을 반영하는 표정이 얼굴에 나타나게 됩니다. 이처럼 표정근은 위험으로부터 몸을 지키는 일과 함께 다종다양한 얼굴의 표정을 드러낸다는 인류만의 복잡하고 미묘한 역할도 담당하고 있습니다. 이 표정근을 지배하는 안면신경이 손상되면 어떻게 될까요? 안면신경마비의 심각성은 여기에 있습니다.

• 신경 손상과 과오재생

신경의 국소성 손상에 동반되어 표정근까지의 신경 섬유의 형태나 성상이 크게 변화하게 되는데 이것을 「신경변성(역자주: nerve degeneration)」이라고 합니다. 신경변성은 중증도에 따라 탈수(demyelinate) (또는 '신경병증'), '축삭단열', '신경단열'의 3가지로 분류됩니다. 가벼운 손상에서는 신경 섬유 표면의 수초만이 손상되는 탈수가 일어납니다. 이 유형은 축삭변성(축삭단열 또는 신경단열)이 없기 때문에 3주일 정도로 완치됩니다. 압박이 조금 더 강해지면 축삭단열이 발생합니다. 압박에 의해 영양 혈관이 폐쇄되어 영양 부족에 의해 말초의 표정근으로부터 중추 측으로 역행성으로 축삭변성이 생깁니다. 이것을 소행변성(역자주: dying-back degeneration. 遡行變性)이라고 부릅니다. 탈수와 축삭단열에서는 신경내막이 보존되어 있기 때문에 재생될 때 과오재생이 일어나지 않습니다. 이에 비해 더욱 강한 압박과 손상이 일어나면 축삭, 수초뿐만 아니라 신경내막까지도 손상되는 신경단열이 생겨 단열 부위로부터 말초의 표정근을 향해 변성이 진행됩니다(월러변성, 역자주: Wallerian degeneration). 내막이 파열되어 과오재생이 발생하게 되어 이것이 표정근의 병적공동운동(역자주: 연합운동이라고 번역되기도 하는데, 눈을 감으면 뺨, 입, 턱끝, 목등이 동시에 꿈틀거리거나, 말을 하거나 식사를 할때 마다 눈이 감겨지거나 눈물이 쏟아지는 등 일상사회생활에 큰 불편을 야기하는 합병증)이라는 후유증으로 이어집니다.

2

왜 일어나는가? - 원인과 빈도

전조증상 없이 일어나는 「벨 마비」

안면신경마비를 원인별로 살펴보면, 외상, 수술 시의 손상과 신경의 종양으로 인해 발생하는 것도 있지만, 가장 많은 형태는 「벨 마비」와 「헌트 증후군」입니다. 갑자기 아무런 전조 없이 발병하는 형태의 안면신경마비를 "벨 마비"라고 합니다. 벨 마비는 지금까지 원인 불명으로 여겨져 왔지만 최근 그 대부분은 입술 헤르페스를 일으키는 단순 헤르페스 I형 바이러스(HSV-I)의 재활성화에 기인하는 것으로 밝혀졌습니다. 바이러스의 재활성화란 과거에 체내에 침입해 면역 체계에 의한 공격을 피해 체내에 숨어있던 바이러스가 과로나 스트레스 등에 의한 일시적인 면역력의 저하를 계기로 다시 활동을 시작하는 것을 말합니다. 벨 마비는 안면신경마비의 70% 정도를 차지하며 세계적인 발병률은 10만 명당 1년에 20명에서 30명입니다.

중증화하기 쉬운「헌트 증후군」

갑자기 증상이 나타나는 벨 마비에 비해 안면신경마비의 발병 전후에 대상포진이 귓바퀴에 나타나는 경우가 있으며, 이것을 '헌트 증후군'이라고 합니다. 헌트 증후군[역자주: 람세이헌트 증후군 2형(Ramsay Hunt syndrome type 2), 또는 귀대상포진(herpes zoster oticus)을 말하며 줄여서 Hunt syndrome이라고도 한다. 람세이헌트라는 이름은 이 증후군을 처음 묘사한 미국의 신경학자 제임스 람세이 헌트의 이름에서 따온 것이다]에서는 종종 귀 전체가 빨갛게 부어오르거나 귀 뒷부분에 강한 통증을 동반합니다. 또한 내이신경(역자주: 청각과 평형을 담당하는 신경)도 동시에 침해될 수 있으므로 현기증, 보행 시의 불안정함, 난청을 수반할 수 있습니다. 헌트 증후군은 안면신경관에 숨어있던 수두대상포진바이러스(VZV, 역자주: Varicella zoster virus)가 재활성화되어 발생하는 것으로 생각됩니다. 어린 시절 수두(수두창)에 걸렸을 때에 침입해, 잠재하고 있던 VZV가 무언가의 계기로 활동을 개시하여 안면신경마비를 일으키는 것입니다. 바이러스의 종류는 다르지만 과거에 감염된 바이러스의 재활성화에서 발생한다는 점은 벨 마비와 같습니다. 헌트 증후군에서는 신경세포에 대한 직접적인 손상 작용이 강하고 벨 마비에 의한 안면신경마비보다 중증화되는 경향이 있습니다. 그러나 안면신경마비에 선행하여 대상포진이 발병하고 있는 경우는 대상포진에 대하여 항바이러스제를 투여하고 있는 경우가 많기 때문에 안면신경마비는 가볍게 지나갑니다. 안면신경마비의 약 15%는 헌트 증후군이며 세계적인 발병률은 10만 명당 1년에 2~3명입니다.

3

증상은 어떻게 변화할까?
- 회복과정과 후유증

후유증의 유무와 정도는 첫 수일간에 결정된다.

안면신경마비의 원인인 신경의 손상은 직접 눈으로 볼 수 없지만 뚜렷한 증상을 수반하여 특징적인 경과를 나타냅니다. 일어나고 있는 증상을 정확하게 관찰하고 발병 시작일로부터의 일수를 계산함으로써 신경의 상태를 추적하여 치료와 재활의 적절한 시기를 가늠할 수 있습니다. 처음 가벼운 증상으로 시작된 안면신경마비는 2~3일째가 되면서 점차 증상이 악화되고 이윽고 마비가 시작된 표정근은 완전히 마비되어 버립니다. 이 경과는 안면신경의 염증과 부종에 의한 압박과 손상이 일어나 표정근으로 향하는 신경섬유의 변성이 진행되고 있다는 것을 의미합니다. 따라서 이 단계에서는 안면신경에 염증을 일으키는 바이러스에 대한 항바이러스제와 부종을 경감시키는 약에 의한 치료가 필요합니다. 안면신경마비의 증상은 5일에서 7일째경에 고정되고 그 후, 순조롭게 회복하는 것부터 무거운 후유증이 남는 것까지 다양한 증례로 나뉩니다. 회복하는 경우는 회복 정도나 회복까지의 기간에 차이가 있고 후유증이 남는 경우에도 후유증의 정도는 다양합니다. 회복기에 어떤 경과를 밟게 되는지는 발병 후 수일 동안 진행되는 신경 손상의 유형과 정도에 따라 대부분 결정됩니다.

신경 손상의 회복과 증상의 추이

손상을 입은 안면신경은 신경 변성을 일으키지만, 동시에 신경은 자신을 복구하려고 시도하게 되어 신경의 재생이 진행됩니다 (그림 5). 탈수에서는 병변 부위에서 전도 차단이 개선되면 3주 정도에 임상 증상도 거의 사라집니다. 축삭단열에서는 신경내막이 유도하듯이 하루 1 mm의 속도로 재생이 진행되어 발병 3개월 정도에 표정근에 도달하여 본래의 신경에 지배된 표정근의 움직임을 완전히 회복합니다. 이것과는 대조적으로 신경단열이 발생하는 경우에는 신경 섬유의 재생이 조금 늦어져서 4개월 정도에 표정근에 도착하기 시작합니다. 축삭단열의 경우와 1달이 차이나는 것은 신경의 혼선, 즉 과오재생의 과정이라고 생각됩니다. 다시 말해 발병으로부터 3개월까지는 단열된 축삭의 재생에 의해 순조로운 회복에 도달하지만 신경단열이 있

그림 5. 신경의 변성과 재생

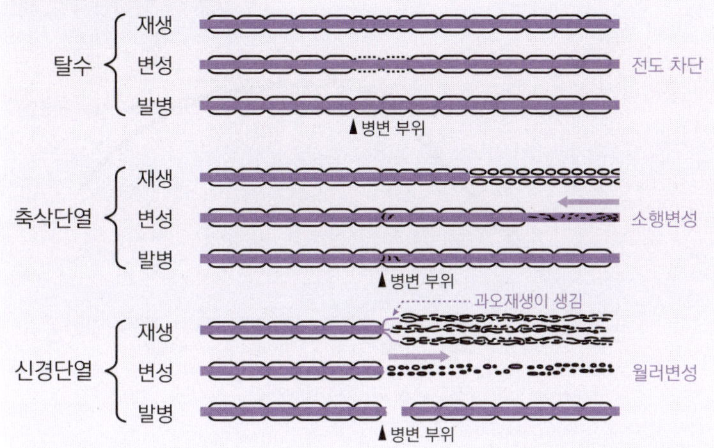

으면 완전회복에는 이르지 못하고 4개월 이후에 과오재생으로부터 병적인 공동운동 근력저하 등의 후유증이 나타나기 시작합니다. 4개월 이후의 회복 과정은 지금까지의 어떤 재활치료를 선택했는지 또는 앞으로 수행할지에 따라 달라집니다(그림 6).

회복기의 강한 수의운동은 과오재생을 촉진한다.

이때 재생돌기는 수축한 표정근으로 향하는 경향을 나타냅니다. 이러한 사실을 보면 마비되어 있는 표정근을 애써서 움직이게 하는것과 전기로 표정근을 자극하고 움직이는 것은 안면신경의 재생을 위해 유효합니다. 그러나 동시에 본래의 지배근육이 아닌 다른 표

그림 6. 안면신경마비의 후유증을 포함한 회복 곡선

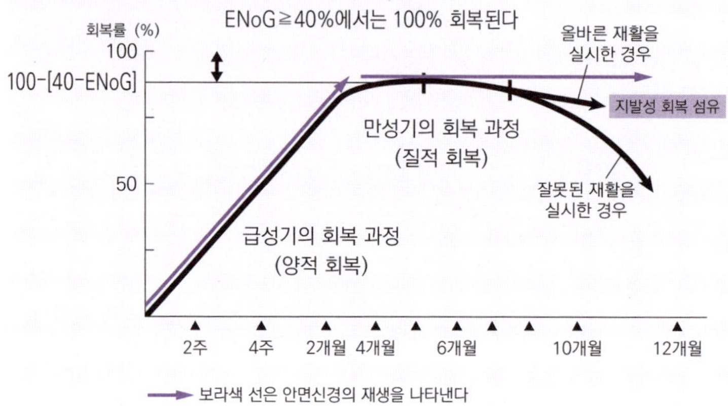

정근으로 향하는 재생돌기의 형성도 촉진하기 때문에 과오재생을 증가시켜 후유증이 과도하게 남을 가능성이 있습니다. 예를 들어 안륜근육은 자발적인 눈꺼풀의 깜빡임에 의해, 입주변의 근육은 말하거나 음식을 먹을 때 수축횟수가 1일 2만 회까지도 이르기 때문에 이러한 표정근은 과오재생섬유가 모이기 쉬운 경향이 있습니다. 따라서 휘파람이나 뺨 부풀림에 의해 눈이 감겨서 가늘어지거나 눈꺼풀이 감긴다거나 또는 눈을 감으면 마비가 있는 측의 입모양이 위쪽, 바깥쪽으로 당겨지는 등의 특징적인 병적공동운동이 생깁니다. 안면신경마비의 재활의 어려움은 이 점에 있습니다. 안면신경마비의 증상은 대개 발병에서 3개월째까지는 탈수병변과 축삭단열의 수복 과정을 반영하여 순조롭게 회복되지만 과오재생은 4개월까지는 증상으로 나타나지 않습니니

다. 이 시기에 회복을 서두르는 나머지 너무 강한 표정근의 수의운동(의도적으로 근육긴장이나 수축을 반복하는 것)이나 빈번한 전기 자극을 반복하면 오히려 과오재생을 촉진해 버리기 때문에 주의해야 합니다.

근력저하와 안면구축

과오재생(過誤再生)이 일어나면, 신경이 본래의 지배근과는 다른 근육을 지배해버리기 때문에(과오 지배), 본래의 지배근으로 가는 신경 섬유의 수는 감소합니다. 그러면 다른 근육을 과오 지배해버린 섬유의 수만큼 본래의 지배근의 근력은 저하됩니다. 따라서 과오재생된 섬유의 수가 많을수록, 즉 안면신경마비의 증상이 무거울수록 근력저하 후유증이 남게 됩니다. 특히 전두근, 안륜근, 상순거근, 관골근, 미소근에 현저한 근력 저하가 나타납니다. 이것을 수의 운동이나 전기 자극으로 강화하려고 하면 이미 과오재생이 있는 안면신경에 지배된 표정근군은 쉽게 병적공동운동을 일으켜 마비측의 표정근 전체가 한 덩어리로 된 수축운동이 되어 표정근은 단축되고 마비가 된 쪽으로 당겨져서 안면구축을 중증화 하게 됩니다.

4

회복과정을 예측하기 - 검사와 증상 평가법

신경손상의 정도를 조사하는 전기생리학적검사

안면신경에 어느 정도의 신경 손상이 발생하고 있는지는 전기 자극에 대한 반응을 보는 검사에 의해 알 수 있으며 발병 후의 회복 경과는 안면신경마비의 증상 평가표를 이용해 확인할 수 있습니다. 안면신경을 전기로 자극하고 표정근 반응의 강도를 측정하여 신경 손상의 중증도를 조사하는 방법이 있습니다. 이 검사에서는 마비된 측의 근육과 마비되지 않은 측의 근육의 반응 강도를 각각 측정하여 두 측정치의 비율(ENoG, 일렉트로뉴로그램. 역자주: electroneurogram, 신경전도검사법)을 산출합니다. 이 비율이 40%보다 높거나 낮은지가 향후 경과의 향방을 차지하는 주요 지표가 되어, ENoG가 40% 이상일 때는 신경단열이 없다고 생각되어 늦어도 3개월 내에 완치에 이르고 그 후에 후유증이 나타나지 않습니다. ENoG가 40% 미만이면 단열된 신경섬유가 있어서 4개월째 이후에 (40-ENoG)%의 확률로 과오재생이 일어날 가능성이 있고 또 근력 저하의 후유증이 남을 가능성도 있습니다.

발병 후의 회복정도를 보는 「야나기하라 40점법」

안면신경과 표정근의 전기적인 반응을 측정하는 전기생리학적검사에 비해 표정근의 안정시의 대칭성이나 수의운동의 정도를 직접 관찰하여 얼마나 회복하거나 후유증이 나타나는지 평가하는 방법이 있습니다. 표정근은 손이나 다리의 근육과 달리 중력을 부하 하는 근력 테스트와 같은 방법을 사용할 수 없기 때문에 표정근 운동을 위해 독자적으로 개발된 평가표가 사용됩니다. 국제적으로 사용되는 평가표로서 「야나기하라 40점법」, 「써니브룩법(역자주: Sunnybrook법)」, 「하우스-브랙맨 중증도 분류(역자주: House-Brackmann scale)」가 있는데, 일본에서는 야나기하라 40점법이 가장 널리 보급되어 있습니다. 야나기하라 40점법의 평가 항목은 10항목 가운데 1항목은 휴식 시의 얼굴의 대칭성을 평가하고, 다른 9항목은 수의운동의 정도를 평가합니다(그림 7 및 부록 참조). 발병으로부터 1~2개월 정도의 경과관찰로 기능 회복 정도를 예상할 수 있는 이점이 있으며 또한 발병으로부터 6개월 정도의 기능 회복을 보는 데 뛰어난 방법입니다. 다만 안정시의 안면 구

그림 7. 야나기하라 40점법의 표정 평가

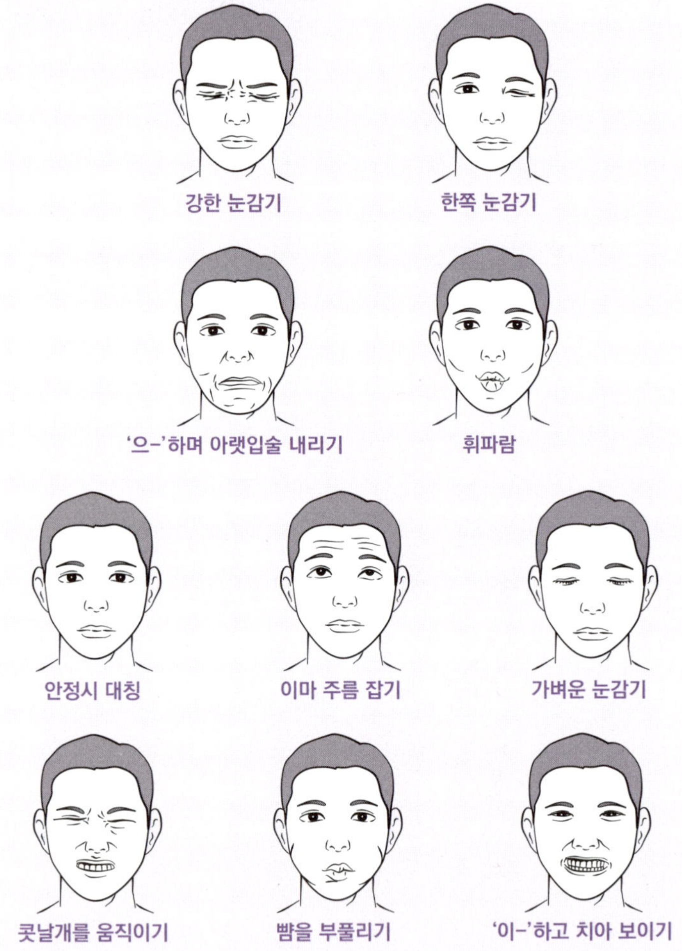

출처) 栢森良二카야모리 료지 [동영상DVD첨부된 안면신경마비의 재활] (의치약학 출판)에서 인용됨

축이 나 수의운동에 수반하는 병적공동운동을 파악하는 것은 어렵고 이것을 간과한 채 야나기하라 점법에 있어서의 40점 만점을 목표로 하여 수의운동 재활을 실시하면 안면신경마비의 후유증을 악화시킬 수 있습니다. 4개월째 이후의 회복 상태를 보는 경우에는 후유증의 병적 공동운동이나 안면구축의 항목이 포함되어 있는 써니브룩법을 이용해야 합니다.

회복의 패턴을 예측하기

안면신경마비 발병으로부터의 경과 일수와 야나기하라 40점법의 합계점수로부터 향후의 경과가 「완전 회복형」인가 「부전탈신경형」인가 「완전탈신경형」인가를 대략 추측하는 것이 가능합니다(그림 8).

발병 2주 후의 점수가 20점 정도로 회복하고 있다면 "탈수형"이며 3주 정도에 완치됩니다. 발병으로부터 1개월째 20점 정도까지 회복하는 경우는 "축삭단열형"으로 3개월까지는 완치합니다. 그러나 3개월까지 점수가 20점 정도밖에 회복이 안 되는 경우는 4개월 이후 신경단열섬유의 과오재생으로 인해 병적공동운동이 나타납니다. 축삭단열이 주된 병변이면서 신경단열섬유가 적은 경우 발병 5~6개월의 병적공동운동이 나타납니다. 발병으로부터 3개월이 지나도 스코어가 10점 이하인 경우는 "신경단열형"으로 3~4개월 후에 회복이 시작되고, 동시에 병적 공동운동이 나타나는 경우가 많고 근육저하가 후유증으로 남게 됩니다.

그림 8. 야나기하라 40점법으로 예상하는 회복 곡선

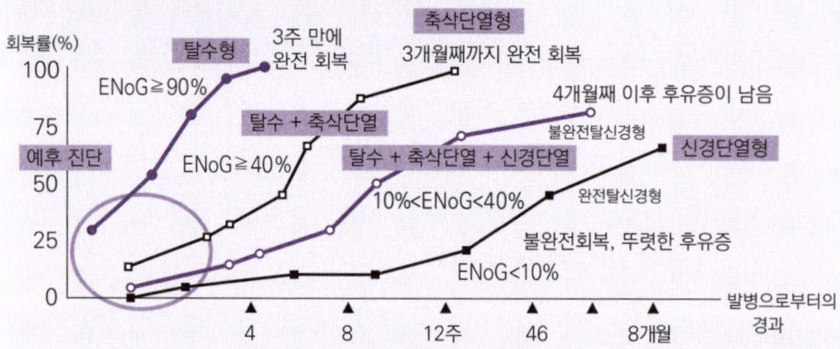

야나기하라 40점법은 발병 시부터 4개월의 수의 운동 회복 정도로 임상적으로 회복을 예측하는 평가법입니다. 4개월차 이후 100% 회복률을 목표로 수의운동을 계속하면 후유증이 악화된다는 점에 유의해야 합니다. 한편 발병 후 10~14일경에 전기생리학적 ENoG를 구하면 예후진단도 가능합니다.

좀 더 상세하게

• 다양한 평가법

전술한 바와 같이, 안면신경마비의 증상 평가법에는 「야나기하라 40점법」 외에 「써니브룩법」 「하우스-브랙맨 중증도 분류」가 있습니다(부록 참조). 써니브룩법은 수의운동 시의 대칭성, 안정시의 대칭성, 병적공동운동의 3요소에 대해 평가하고 각 요소의 득점으로부터 일정한 산식에 의해 「복합

점수」를 산출하고, 이것을 종합 평가합니다. 복합점수는 0점에서 100점의 범위로 0점은 수의운동이 전혀 없는 완전마비 상태, 100점이 정상 상태가 됩니다. 써니브룩법에서는 수의운동 시의 대칭성, 안정 시의 대칭성, 병적 공동운동의 각 요소를 평가하기 때문에 어디에 문제가 있는지 쉽게 파악할 수 있어 치료목표를 정하는 경우에 큰 도움이 됩니다. 써니브룩법의 단점은 평가에 시간과 노력이 든다는 것입니다. 평가를 정확하게 하기 위해서 정지영상과 동영상으로 안면을 촬영해 사진을 관찰하면서 점수를 기입하는 작업이 필요합니다.

야나기하라 40점법이 부위별 평가법, 써니브룩법이 증상의 요소별 평가에 근거하는 종합 평가법인 반면 하우스-브랙맨 중증도 분류는 개괄적인 평가법입니다. 등급 Ⅰ에서 Ⅵ로 평가하며 등급 Ⅰ이 정상이고 등급 Ⅵ이 완전 마비입니다. 평가가 간편하고 중증도를 즉시 알 수 있는 점이 뛰어나지만 결점은 증상이 마비에 의한 근력 저하 등 기능부전에 의한 것인지 병적공동운동이나 안면구축 등 기능 이상에 의한 것인가의 구별이 어려운 것입니다.

5

안면신경마비의 회복경과

발병으로부터 1개월 정도는 마비의 급성기, 1~3개월은 마비의 회복기가 됩니다. 첫 3개월 동안 완치가 되지 않으면, 치료되지 않은 부분이 4~12개월 사이에 강력한 수의운동 등 잘못된 치료를 하면 후유증을 동반하고 악화됩니다. 약 12개월이면 후유증이 고정되고 반영구적으로 남게 됩니다. 각 시기의 치료방식을 그림 9에 표시해 놓았습니다.

그림 9. 안면신경마비의 회복 단계와 치료방식

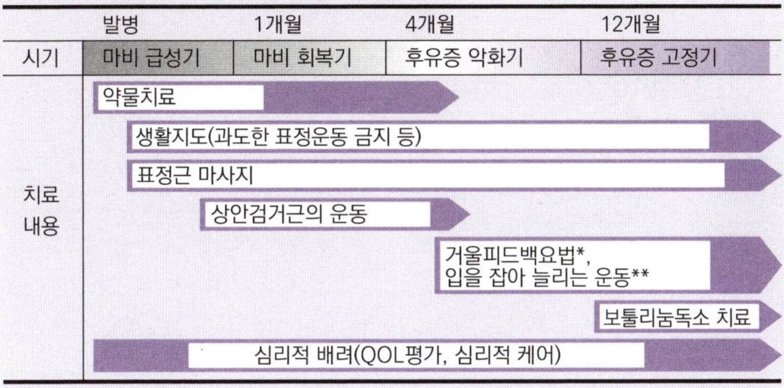

*역자주: mirror biofeedback, 혼자서 재활치료를 할 때 거울 앞에서 얼굴의 움직임을 확인하면서 시행하는 방법

**역자주: 얼굴이 굳어지는 안면구축에 대하여 한 손가락을 입안에 넣고 다른 손가락으로 뺨을 잡고 상하좌우로 잡아당겨 스트레칭하는 운동

출처) 飴矢美里、山田啓之、羽藤直人「안면신경마비진료와 의료진」*JOHNS* 32(4):467-470, 2016에서 일부변경

안면신경마비가 일어나면
바로 —— 읽어야 하는 책

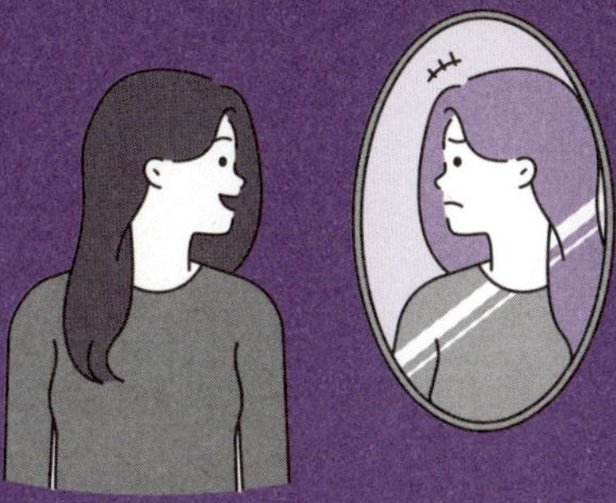

3
치료와 재활

1

안면신경마비의 치료 목표

원인을 억제하고 표정근의 움직임을 회복시킨다.

안면신경마비에서는 신경 손상의 원인이 되는 바이러스의 활동을 억제하고 부종에 의한 신경 압박을 제거하는 약물요법과 마비된 표정근의 움직임을 회복하고 후유증을 예방하기 위한 재활이 치료에서 두 개의 큰 기둥이 됩니다. 다음으로 안면신경마비의 치료는 결국 무엇을 목표로 할까요? 이것은 생물학적 인간의 측면과 사회적 인간의 측면으로 나누어 생각할 수 있습니다. 우선 생물학적 인간의 측면에서 정상적인 "놀람 반사"(34 페이지)를 회복하는 것이 안면신경마비의 치료 목표입니다. 놀람 반사는 눈앞에 뭔가 지나갔을 때 눈이나 입 등의 개구부를 빨리 닫으려고 하는 반사운동으로 생체가 위험으로부터 몸을 지키기 위한 원시적인 방어 반응입니다. 이것이 충분히 작동하지 않는 상태는 생물로서 무방비 상태라고 할 수 있습니다.

또 다른 치료 목표는 감정을 반영한 표정이 나타나도록 표정근의 움직임을 되찾는 것입니다. 심미적인 관점에서, 또한 사람과의 커뮤니케이션의 관점에서 표정근의 회복에 의해 보다 좋은 사회생활을 되찾기 위해서 필요한 것은 말할 필요도 없습니다. 두 치료 목표 중 전자는 중증의 경우에도 신경 재생과 함께 어느 정도 자연적으로 회복되지만, 만성기에는 환측 표정근이 한 덩어리가 되어 과도하게 움직이는 과운동증이 되어 회복하기 때문에 치료가 필요합니다. 또한 후자의 치료 목표를 달성하려면 올바른 재활이 필요합니다. 의도하지 않은 눈과 입의 닫힘을 방지하고 자연스러운 표정을 되찾는 방법이 재활의 큰 요소가 됩니다.

2

발병 직후의 약물치료법

원인바이러스를 약으로 제어한다.

안면신경마비는 종종 바이러스 재활성화로 인한 안면신경의 염증과 부종으로 인해 발생합니다. 따라서 특히 바이러스성이라고 간주되는 벨 마비와 헌트 증후군의 안면신경마비에서는 가능한 한 빨리 항바이러스제로 바이러스 활동을 억제하는 것이 중요합니다. 벨 마비의 경우 중등도는 항바이러스제(바라시클로빌, 역자주: varacyclovir)를 하루 1,000 mg 복용하고, 심한 마비로 귀에 발적이 있고 귀의 통증, 미각장애를 동반하고 있을 때는 3,000 mg/1일을 투여합니다. 야나기하라 40점법으로 점수 20점 이상의 경우에는 항바이러스제 투여는 불필요합니다. 신경부종에서 경도 또는 중등도는 스테로이드(프레드니솔론, 역자주: prednisolone) 복용을 30 mg/1일부터 시작하여 점차 감량하면서 10일간 투여합니다. 심한 마비는 입원 후 스테로이드(프레드니솔론)를 정맥주사로 120~200 mg/1일로 시작하여 점차 감량해 가면서 10일간 투여합니다. 헌트 증후군에는 항바이러스약[바라시클로빌 3,000 mg/1일 혹은 파무시클로빌(역자주: famciclovir) 1,500 mg/1일] 복용은 가능한 한 조기에 5일간 투여합니다. 부종에 대한 스테로이드(프레드니솔론) 투여는 벨 마비의 경우와 동일합니다.

3

급성기의 재활

왜 재활이 유효한가?

신경단열이 생긴 경우에는 첫 1~2개월 동안에 과오재생이 일어납니다. 과오재생은 이미 언급했듯이 수축이 빈번한 표정근을 향해 일어나기 쉬운 경향이 있고 자라난 신경재생돌기는 빠르면 4개월 후에 표정근에 도달합니다. 급성기 재활의 목표는 과오재생에 의한 병적공동운동과 안면구축의 예방과 경감입니다. 그 시기에 가장 중요한 것은 다음의 3가지 원칙입니다.

① 강하고 큰 표정근수축을 피한다.

② 표정근의 신장 마사지 = 스트레칭을 빈번하게 실시한다.

③ 상안검거근(동안신경지배)을 사용한 안륜근의 신장을 실시한다.

위의 3가지 원칙은 어떤 의미가 있을까요?

안면신경마비의 발병 1~2개월의 시기는 과오재생을 얼마나 억제할 수 있는지가 과제입니다. 이를 위해 ① 강하고 크고 의식적인 표정근 운동(수축)을 피하고 ② 표정근을 항상 스트레칭 하는 것이 중요합니다. 눈 깜박임, 말하기, 먹기 등의 생리적 움직임으로 인해 눈 근육, 입주위의 근육은 수축을 자주 반복하지만 다른 표정 근육은 일반적으로 그렇게 자주 움직이지 않습니다. 그래서 이 차이를 보완하기 위해 짧은 시간이라도 빈번한 표정근 마사지가 필요합니다. 또 하나는 과오재생이 생겼을 경우 병적공동운동으로서 입 주위 근육의 움직임에 의한 눈 협소화(식사 때마다 눈이 감겨 버린다)가 일어나기 쉽기 때문에 발병 시부터 ③ 안륜근의 길항근(역자주: 한근육의 움직임과 반대움직임을 하는 근육 antagonist)인 상안검거근을 사용하여 말할 때 식사할 때 눈을 크게 뜨는 연습을 해야 할 필요가 있습니다.

급성기 재활의 주의점

안면신경마비의 재활에서는 여러 가지 주의해야 할 일이 있습니다. 표정 근육을 크고 강하게 움직이는 일을 피하는 것이 가장 중요하지만 눈 뜨기, 감기, 말하기, 먹기까지 줄일 필요는 없습니다. 이러한 생리적 표정근의 움직임은 허용 범위 내라고 생각할 수 있습니다. 또한 표정근의 스트레칭은 신경의 재생이 본래의 지배근으로의 경로로 한정되어 다른 지배근으로의 가는 경로와의 혼선을 예방할 가능성이 높아집니다. 경증 사례(48 페이지 ENoG ≥ 40% 이상인 완전 회복형)에서는 간단하거나 가벼운 스트레칭으로 충분합니다. 중증 사례(ENoG < 10%의 완전탈신경형)는 신경 재생을 촉진하는 의미로 처음 3개월간은 어느 정도 수의운동이 필요합니다. 동시에 수의 운동 후에 가벼운 스트레칭을 실시합니다. 그러나 4개월째 이후 병적공동운동이 출현한 경우에는 수의운동을 그만두고 표정근의 스트레칭을 확실히 실시합니다. 가장 스트레칭이 필요한 사례는 과오재생이 약간 일어나는 부전탈신경형(10% < ENoG < 40%)의 사례입니다. 표정근의 스트레칭에서는 늘리는 방향도 중요합니다. 발병부터 3개월까지는 표정근을 종횡으로, 혹은 원을 그리는 것처럼 모든 방향으로 마사지합니다. 4개월이 지나면 표정근의 수축 방향이 분명해지기 때문에 주름에 대해 직각 방향으로 근육을 스트레칭 하는 것도 좋을 것입니다(그림 10).

발병 4개월째 이후에 입안에 손가락을 넣어 건강한 쪽과 마비가 있는 뺨의 근육 두께를 비교해 보면 마비 측의 뺨과 입 주위 근육이 두꺼워진 것을 알 수 있습니다. 이것은 근육이 단축되고 있기 때문입니다. 입안에 손가락을 넣어 두꺼워진 근육을 팔자주름에 수직(직각) 방향으로 스트레칭을 실시합니다. 입꼬리는 마비 측으로 당겨져 두껍게 되어 있으므로 반대 방향으로 스트레칭을 실시합니다(51 페이지 그림 9의 "입을 잡아 늘리는 운동"). 또 하나 중요한 것은 상안검거근을 이용한 눈뜨기 운동입니다. 발병 4개월 이후가 되면, 휘파람 불기, 뺨에 바람 넣기나 식

그림 10. 표정근의 신장 마사지

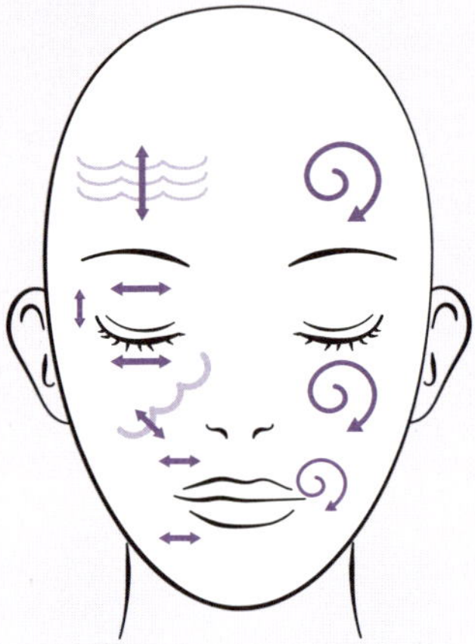

사 시 안열(상하의 눈꺼풀의 간격, 역자주: 눈꺼풀 틈새, palpebral fissure)이 좁아지고, 극단적인 경우는 눈이 완전히 감겨 버립니다. 혹은 안륜근의 단축에 의해 눈꺼풀틈새가 가늘어져 고정되어 버립니다. 이것을 예방하기 위해 안면신경마비의 발병시점부터 안륜근에 길항하는 상안검거근을 이용하여 눈을 뜨는 연습을 합니다 주의해야 할 것은 이때 이마를 올려 눈을 뜨지 않도록 하는 것입니다(그림 11). 이마를 사용하면 4개월째 이후에 병적공동운동이 증폭됩니다.

그림 11. 오른쪽 상안검거근을 이용한 눈뜨기 운동

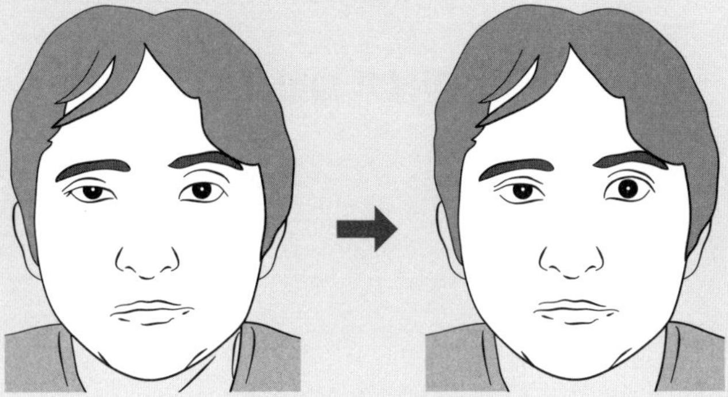

역자주: 눈을 뜨는 연습을 할때 거울을 보면서 이마에 주름이 생기지 않게 하는 것이 중요

4

만성기 재활

만성기 재활의 목적

안면신경마비의 만성기란 발병 후 4개월 이후를 말합니다. 이 시기 증상의 특징은 안면의 경직, 근력 저하, 안면구축, 병적공동운동, 2차성 안면경련 등의 기능 이상으로 이러한 증상의 악화를 막아야 합니다. 4개월이 지나면 안면신경의 과오재생회로는 반영구적이 되고 표정근의 병적공동운동은 고정화됩니다. 그래서 병적공동운동을 눈에 띄지 않게 하는 것이 이 시기의 재활의 목적이 됩니다. 재활치료의 주의 사항과 절차는 급성기와 거의 같습니다. ① 표정근의 강한 수의운동을 피한다. 강한 수의운동에 의해 근단축성 근력 저하(근육이 단축하고 더 이상 수축하지 않고, 근력이 저하되는 것)를 야기하고 또한 안면구축이 악화되는 것을 막는다, ② 근단축에 빠진 표정근을 스트레칭 하여 신장한다, ③ 생리적 표정운동(눈 뜨고 감기, 말하기, 먹기)은 근육 단축을 촉진하므로 스트레칭을 단시간에 반복하여 근육 단축을 줄인다. 안면의 경직이 남아 있는 것은 스트레칭이 부족함을 말해준다, ④ 안열의 협소화에 대해서는 안륜근의 마사지 후에 상안검거근을 사용한 눈뜨기 운동을 한다, ⑤ 마비가 있는 쪽 입꼬리의 외측상방으로의 끌림에 대해서는 마비가 없는 쪽의 입꼬리를 당겨서 입술의 좌우 대칭을 유지하는 습관을 들여 둔다. 이상 언급한 점에 주의하면서 끈기 있게 재활을 계속하는 것이 중요합니다.

좀 더 상세하게

• 2차성 안면경련

안면신경마비 발병으로부터 4개월째 이후가 되면 아래 눈꺼풀에 꿈틀거림이 출현하는 경우가 많습니다. 자각 증상이 없는 경우에도 근전도검사를 하면 경련에 특징적인 파형이 나타날 수 있습니다. 이것을 2차성 안면경련이라고 합니다. 안면신경마비 만성기에서는 생체 방위 반응인 「놀람반사」(34 페이지)가 과도하게 회복하여 과운동증을 일으켜서 안면경련이 생깁니다.

안면신경마비가 일어나면

바로 ——— 읽어야 하는 책

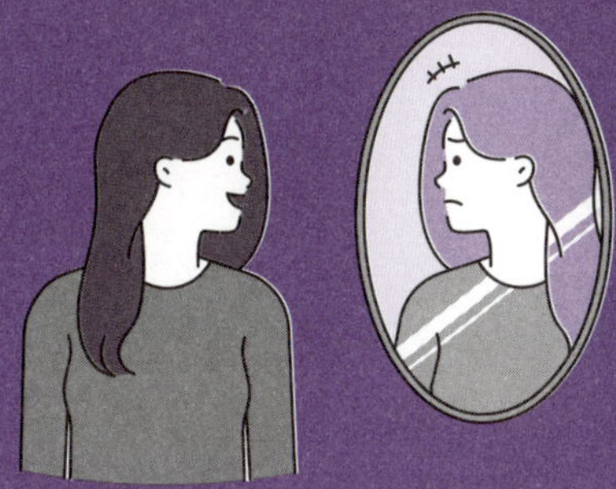

4

보툴리눔독소를 이용한 치료

보툴리눔독소가 유효한 증례는?

최근 안면신경마비에 대한 새로운 치료의 선택지로 등장한 것이 보툴리눔독소(보톡스®)의 표정근 주사에 의한 치료법입니다. 보툴리눔 박테리아에서 채취한 독소라고 해서 무섭다는 인상을 가진 분이 많을지도 모르지만, 독소가 제거된 단백질로서 세계의 많은 나라에서 의약품으로 사용되고 있습니다. 보톡스가 유효한 것은 현저한 안면구축, 병적 공동운동, 2차성 안면경련이 남아있고, 더불어 어느 정도 근력이 강화되고 있는 증례입니다. 보톡스는 근육단축을 신장시키고 안면의 경직을 제거하고 안륜근 등을 마비시킴으로써 병적공동운동이나 안면경련을 억제합니다. 또 안면신경마비를 인공적으로 가볍게 재발시켜 한 번 더 신경근육 재학습을 실시하는 것도 목적입니다. 이 경우에는 상안검거근에 의한 눈뜨기와 개별적인 근력 강화를 자신의 속도에 맞추어 실시하게 됩니다. 근력에는 남녀차를 포함한 개인차가 있어 마비가 있는 측과 정상 측의 근력 차, 병적공동운동이나 안면구축의 중증도에도 차이가 있기 때문에 유효 부위와 주사량은 각 환자마다 다릅니다.

어떻게 사용합니까?

상안검거근에 보툴리눔 독소가 들어가면 안검하수(윗눈꺼풀이 처지는 상태)가 생기기 때문에 이 부위에 주사는 피합니다. 보톡스는 근력 저하를 한 단계 더 낮추므로 이를 최소화하기 위해 발병 후 1년 이상 기다렸다가 사용합니다. 보톡스의 효과는 주사 후 2~3개월 정도 지속됩니다. 안면 구축은 1~2회로 회복을 기대할 수 있습니다. 그러나 '안면의 경직'과 병적공동운동은 재발하기 때문에 종종 재주사가 필요합니다. 휘파람 불기, 뺨에 공기 넣기, 양눈 감기 등 양측 대칭성의 강력한 근력 강화를 실시하고 있는 경우 표정근의 불균형이 증가하기 때문에 마비가 없는 정상 측의 표정근에 보톡스 주사도 유효합니다. 한 군데 당 0.5~1 단위를 여러 부위에 주사합니다. 한 곳에 2.5 단위를 주사하면 근력저하가 현저해집니다. 기본적인 주사 부위는 안륜근, 비근근, 광골근, 팔자주름, 입꼬리, 하구순, 활경근입니다(그림 12). 중요한 것은 마비의 정도를 극단적으로 나쁘게 하지 않는 정도의 소량을 주사하는 것입니다. 안면신경마비는 치료와 재활의 판단이 어렵고 후유증이 남기 쉬운 질병입니다. 그러나 이와 같이 보톡스 주사를 실시하는 것으로 외관적으로도 상당한 개선이 기대됩니다. 포기하지 않고 치료를 하여 더 나은 사회생활을 회복하시길 바랍니다.

그림 12. 보툴리눔 독소에 의한 치료의 실제

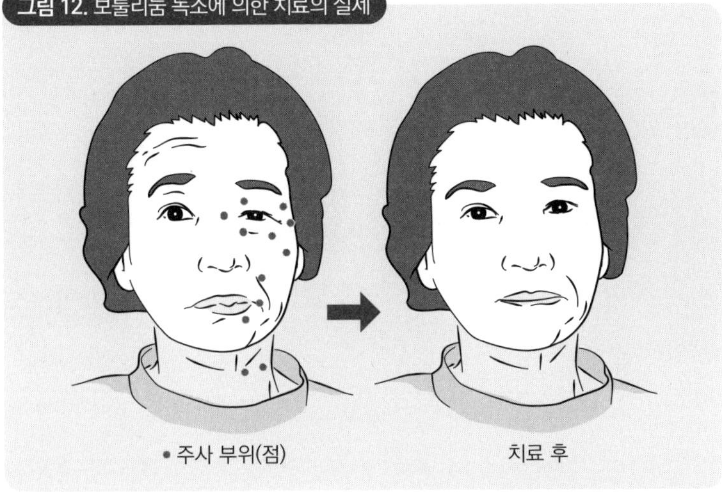

부록

표정근과 저작근

안면근에는 표정근과 저작근의 두 종류가 있으며, 각각 다음과 같은 특징과 역할이 있습니다.

· **표정근**–얼굴 피하에 있으며, 두개골에서 시작하여 피부로 끝납니다. 눈, 코, 입, 귀 등의 개폐를 위해 발달했습니다. 인류에서는 언어의 발음을 돕고 감정을 반영하여 표정을 만들어냅니다. 상안검거근 이외에는 안면신경이 지배하고 있습니다.

· **저작근**–두개골에서 시작하여 하악골로 끝납니다. 주로 하악골을 거상하고 입을 다물고, 씹는 역할을 맡습니다. 삼차신경 제3 가지가 지배하고 있습니다.

• 표정근의 작용

부위	근	작용	지배신경
두개	1 전두근	눈썹을 끌어올리고, 전두부에 주름을 만든다.	안면신경
	2 후두근	모상건막을 후방으로 당긴다.	
눈	3 추미근	눈썹을 내상방으로 당기고, 눈썹 사이에 세로 주름을 만든다.	
	4 안륜근	눈감기	
	5 상안검거근	눈꺼풀 올리기	동안신경

부위	근	작용	지배신경
코	6 비근근	눈썹 간의 피부를 끌어내리고 눈썹 사이에 옆주름을 만든다.	안면신경
	7 비근	비배부를 압박하여 비첨을 낮추고 비공을 넓힌다.	
귀	8 전이개근	귀를 전방으로 당긴다.	
	9 상이개근	이개를 올린다.	
	10 후이개근	이개를 뒤로 당긴다.	
	11 측두두정근	이개를 낮춘다.	
입	12 협근	뺨을 움푹 들어가게 한다.	
	13 상순거근	윗입술을 올린다.	
	14 대광골근	구각을 상외측으로 당긴다.	
	15 소광골근	윗입술을 상외측으로 당긴다.	
	16 상순비익거근	윗입술과 비익을 끌어올린다.	
	17 구각거근	윗입술과 입꼬리를 위로 당긴다.	
	18 소근	입꼬리를 외측으로 당긴다.	
	19 구륜근	입을 다물고 뾰족하게 한다.	
	20 구각하제근	입꼬리를 하방으로 당긴다.	
	21 하순하제근	아랫입술을 외하방으로 당긴다.	
	22 턱끝근	턱끝의 피부를 당겨 올리고 튀어나오게 한다.	
목	23 활경근	목 피부를 긴장시키고, 아래목을 끌어내린다.	

• 저작근의 작용

부위	근	작용	지배신경
하악	31 측두근	하악골을 거상하고 입을 닫고, 하악골을 후방으로 당긴다.	삼차신경
	32 교근	하악골을 거상하고 입을 닫는다.	
	33 내측익돌근	턱골을 거상하고, 하악골을 외측으로 움직인다.	
	34 외측익돌근	하악골을 전방으로 돌출하고 전방으로 튀어나오게하며, 하악골을 측면으로 이동시킨다.	

• 야나기하라 40점법

	정상 4	부분마비 2	고도마비 0
안정 시 대칭			
이마 주름			
가벼운 눈감기			
강한 눈감기			
한쪽 눈감기			
콧날개를 움직이기			
뺨을 부풀리기			
'이-'하고 치아를 보이기			
휘파람			
'으-'하며 아랫입술 내리기			
합계			

- **써니브룩법**

<table>
<tr><th>안정 시의 대칭성
(건측과 비교)</th><th colspan="6">수의운동 시의 대칭성
(건측과 비교한 근신장의 정도)</th><th colspan="4">병적공동운동
(각 표정의
불수의근의
수축 정도)</th></tr>
<tr><td>눈
-정상 0
-협소 1
-개대 1
-안검수술 1</td><td>표준표정</td><td>운동없음</td><td>약간움직임</td><td>어느정도움직임</td><td>거의완전히움직임</td><td>완전히움직임</td><td>없음</td><td>경도</td><td>중등도</td><td>중증도</td></tr>
<tr><td rowspan="5">빰(비순구, 역자주: 팔자주름)
-정상 0
-결손 2
-얕다 1
-깊다 1</td><td>이마 주름짓기</td><td>1</td><td>2</td><td>3</td><td>4</td><td>5</td><td>0</td><td>1</td><td>2</td><td>3</td></tr>
<tr><td>약한 눈감기</td><td>1</td><td>2</td><td>3</td><td>4</td><td>5</td><td>0</td><td>1</td><td>2</td><td>3</td></tr>
<tr><td>개구미소</td><td>1</td><td>2</td><td>3</td><td>4</td><td>5</td><td>0</td><td>1</td><td>2</td><td>3</td></tr>
<tr><td>상순거상/
전치노출</td><td>1</td><td>2</td><td>3</td><td>4</td><td>5</td><td>0</td><td>1</td><td>2</td><td>3</td></tr>
<tr><td>입 오므리기</td><td>1</td><td>2</td><td>3</td><td>4</td><td>5</td><td>0</td><td>1</td><td>2</td><td>3</td></tr>
<tr><td rowspan="2">입
-정상 0
-입꼬리 저하 1
-입꼬리 상승/ 1
외측당김</td><td></td><td>저명</td><td>중증도</td><td>중등도</td><td>경도</td><td>정상</td><td colspan="4" rowspan="3"></td></tr>
<tr><td colspan="6">득점□</td></tr>
<tr><td>득점□</td><td colspan="6" rowspan="2">수의 운동 시 점수 = 득점 × 4□</td></tr>
<tr><td>안정시 스코어
= 득점 × 5□</td><td colspan="4">병적공동운동
점수 = 득점□</td></tr>
<tr><td colspan="11">수의운동 시 점수□ - 안정성 점수□ - 병적공동운동 점수□ = 종합 점수□</td></tr>
</table>

- **하우스-브랙맨 중증도 분류**

파라미터	등급 I	등급 II	등급 III
전체적 인상	정상	자세히 보면 가벼운 근력저하	근력저하는 있으나 좌우 차이는 불명확
안정 시	정상 대칭적	정상 대칭적	정상 대칭적
전두근의 운동	정상	중등도~양호	경도~중등도
눈감기	정상 눈감기	가벼운 노력으로 완전 눈감기	강한 힘으로 완전 눈감기
입	정상 대칭적	경도 대칭적	강한 노력으로도 비대칭
병적공동운동, 구축, 경련	없음	가벼운 병적공동운동, 구축, 경련이 있을 수 있다.	병적공동운동이나 구축은 명확하게 있지만 좌우차는 불명료

파라미터	등급 IV	등급 V	등급 VI
전체적 인상	근력저하 명확하고 좌우차 있음	거의 움직임 없음	움직임 없음
안정 시	정상 대칭적	비대칭적	비대칭적
전두근의 운동	없음	없음	없음
눈감기	강한 힘으로도 불완전 눈감기	강한 힘으로도 불완전 눈감기	움직임 없음
입	강한 노력으로도 비대칭	미세하게 움직임	움직임 없음
병적공동운동, 구축, 경련	병적공동운동, 구축, 경련은 심하고 좌우차 명확	병적공동운동, 구축, 경련은 보통 없음	움직임 없음

참고문헌

1. Frederic H, et al.（井上貴央監訳）『カラー人体解剖学』西村書店、2003
2. 栢森良二『動画ＤＶＤ付　顔面神経麻痺のリハビリテーション第２版』医歯薬出版、2018
3. 栢森良二「表情筋に筋紡錘がないということは本当ですか？」Clinical Neuroscience 29 (5) , 2011
4. Fujita T. Über die periphere Ausbreitung des N. facialis beim Menschen. Gegenbaurs Morphol Jahrb 73, 1934
5. 脇坂浩之、柳原尚明「顔面神経障害の疫学」青柳優編『CLIENT21 No. 9 顔面神経障害』中山書店、2001
6. 池田稔「地域（世界・国内）や年齢、季節により疾患別頻度が異なるか？」日本顔面神経研究会編『顔面神経麻痺診療の手引-Bell麻痺と Hunt 症候群-』金原出版、2011
7. Murakami S, et al. Bell palsy and herpes simplex virus: identification of viral DNA in endoneurial fluid and muscle. Ann Intern Med 124: 27-30, 1996
8. Furuta Y, et al. Reactivation of herpes simplex virus type 1 in patients with Bell's palsy. J Med Virol 54: 162-166, 1998
9. May M. The Facial Nerve, Thieme Inc. New York, 1986
10. 河野尚、他「HSV-1 初感染顔面神経麻痺モデルにおける神経浮腫の定量的検討」Facial N Res Jpn 23: 68-70, 2003
11. Ogawa A, Sando I. Spatial occupancy of vessels and facial nerve in the facial canal. Ann Otol Rhinol Laryngol 91: 14-19, 1982
12. Seddon HJ. Three types of nerve injury. Brain 66, 1943
13. 村上信五「急性末梢性顔面神経麻痺に対する急性期の治療」日本顔面神経研究会編『顔面神経麻痺診療の手引-Bell麻痺とHunt 症候群-』金原出版、2011

14. 竹田泰三「顔面神経減荷術」日本顔面神経研究会編『顔面神経麻痺診療の手引-Bell 麻痺とHunt 症候群-』金原出版、2011
15. 栢森良二「顔面神経障害の機能評価」『臨床神経生理学』39 (1) : 53-58, 2011
16. 柳原尚明、他「顔面神経麻痺程度の判定基準に関する研究」日本耳鼻咽喉科学会会報80 (8) : 799-805, 1977
17. 柳原尚明「顔面神経麻痺の最近の進歩」臨床リハ7: 11-16, 1998
18. Ross BG, et al. Development of a sensitive clinical facial grading system. Otolaryngol Head Neck Surg 114: 380-386, 1996
19. Diels HJ. Therapy for synkinesis following facial paralysis. 臨床リハ 7: 25-34, 1998
20. House JW, Brackmann DE, Facial nerve grading system. Otolaryngol Head Neck Surg 93: 146-147, 1985
21. Seddon HJ, Medawar PB, Smith H: Rate of regeneration of peripheral nerves in man. J Physiol 102 (2) : 191-215, 1943
22. Trojaborg W. Rate of recovery in motor and sensory fibres of the radial nerve: clinical and electrophysiological aspects. J Neurol Neurosurg Psychiatry 33: 625-638, 1970
23. 栢森良二「慢性顔面神経麻痺に対するボツリヌス毒素治療後の電気生理学検査所見と神経筋再訓練アプローチ」Facial N Res Jpn 30: 123-126, 2010
24. 栢森良二「ボツリヌス毒素による慢性顔面神経麻痺の治療効果と反復性」 Facial N Res Jpn 30: 127-130, 2010
25. 飴矢美里、山田啓之、羽藤直人「顔面神経麻痺診療とメディカルスタッフ」JOHNS 32 (4) : 467-470, 2016